Gabriela Vieira do Amaral
Ana Carla Oliveira Correia
Marina Junqueira A. Ferreira

Qualité du lait

Gabriela Vieira do Amaral
Ana Carla Oliveira Correia
Marina Junqueira A. Ferreira

Qualité du lait

Une analyse des aspects de la qualité du lait et des conditions d'approvisionnement dans les exploitations laitières

ScienciaScripts

Cover image: www.ingimage.com

This book is a translation from the original published under ISBN 978-620-2-80693-0.

Publisher:
Sciencia Scripts
is a trademark of
International Book Market Service Ltd., member of OmniScriptum Publishing Group
17 Meldrum Street, Beau Bassin 71504, Mauritius
Printed at: see last page
ISBN: 978-620-3-47612-5

Table des matières

Présentation

Les conditions dans lesquelles le lait est obtenu ont un impact direct sur la qualité des matières premières, le rendement et les propriétés des produits laitiers. Ce qui ajoute au fait que les consommateurs sont de plus en plus demandeurs de produits de qualité, au sens large du terme. Ainsi, afin d'éclairer ce thème, ce livre est un ouvrage développé par les étudiants et les enseignants de l'Université de Vassouras, et comprend une analyse des aspects de la qualité du lait et des conditions d'obtention du lait dans les exploitations laitières.

Chapitre 1. Le lait en tant qu'aliment et ses aspects qualitatifs

Gabriela Vieira do Amaral
Gabriela Vieira do Amaral

Le lait comme aliment

Le lait est un aliment largement consommé par les Brésiliens, à la fois directement et à travers ses dérivés, le lait a une saveur légèrement sucrée, douce et agréable, regroupée avec le fait d'avoir une valeur nutritionnelle élevée, due à avoir dans sa composition une grande quantité de vitamines, graisses, protéines, glucides, sels minéraux et eau (RODRIGUES et al., 2013).

Selon l'article 475 du règlement relatif à l'inspection industrielle et sanitaire des produits d'origine animale (RIISPOA), on entend par lait, sans autre précision, le produit issu d'une traite complète, ininterrompue, dans des conditions d'hygiène, de vaches en bonne santé, bien nourries et reposées (BRASIL, 2017).

Le tableau 1 indique la valeur nutritionnelle moyenne du lait de vache, mais il convient de noter que ces valeurs varient en fonction de la race, des conditions météorologiques, de l'état nutritionnel, entre autres.

Tableau 1. Composition chimique du lait.

Composants	**Composition**
Eau	87 %
Grosse	3.5%
Solides dégraissants	8.8%
Protéines	3.25%
Lactose	4.9%
Vitamines	Traces
Mineurs	0,8%
Total des solides	13%

Source : SILVA (2014).

En arrivant à l'établissement de transformation, le lait doit passer par des contrôles pour savoir s'ils répondent à plusieurs exigences de ses caractéristiques, telles que celles sensorielles qui exaltent le fait qu'il doit s'agir d'un liquide homogène blanc opalescent avec une odeur caractéristique (BRASIL, 2018a). Néanmoins, il est nécessaire que le lait réponde à des paramètres physico-chimiques, tels qu'ils sont exprimés dans le tableau 1. (BRASIL, 2017 ; BRASIL, 2018a ; BRASIL, 2020).

Tableau 2. Valeurs limites pour l'analyse physico-chimique du lait cru.

Paramètres physico-chimiques	**Valeurs de référence**
Teneur en matière grasse	Minimum 3,0 g/100 g
Teneur totale en protéines	Minimum 2,9 g/100 g
Teneur en lactose anhydre	Minimum 4,3 g/100 g
Teneur en matières solides non grasses	Minimum 8,4 g/100 g
Teneur totale en solides	Minimum 11,4 g/100 g
Acidité titrable	Entre 0,14 et 0,18 g d'acide lactique/100 ml
Alizarol	Stabilité à la concentration minimale 72 % V/V
Densité relative à 15°C	Entre 1.028 et 1.034
Indice cryoscopique	Entre -0,530°h et -0,555°H / -0,512°C et -0,536°C

Soins aux animaux

Pour que le lait prélevé sur les vaches soit de qualité, il est nécessaire qu'elles soient dans de bonnes conditions sanitaires. Selon le MAPA, la santé des animaux doit être surveillée par un vétérinaire, qui est responsable du contrôle des parasites, de la lutte contre la mammite et des maladies telles que la brucellose (*Brucella abortus)* et la tuberculose (*Mycobacterium bovis)* (BRASIL, 2018a). En outre, les vaches doivent être propres, avec les poils coupés de la queue et près de la mamelle afin qu'elles ne propagent pas de microorganismes (RODRIGUES et al., 2013).

En raison de leur comportement naturel, les animaux d'un même troupeau n'agissent pas de manière indépendante, préférant se mobiliser en groupe lors des manipulations (WANDERER, 2015). Par conséquent, il est nécessaire que les personnes chargées de diriger les animaux vers la salle de traite sachent que ce processus doit se faire sans agression envers les animaux, en évitant les objets qui causent de la douleur ou de l'inconfort, en fournissant un environnement calme et confortable, car le stress entraîne la libération d'adrénaline, qui empêche la libération d'ocytocine, ce qui entraîne une baisse de la production et de l'approvisionnement en lait, diminuant ainsi la rentabilité de la propriété (RODRIGUES et al., 2013).

Ligne de traite

L'ordre dans lequel les vaches sont traites est appelé ligne de traite, qui est généralement définie en fonction du diagnostic de la mammite (ROSA et al., 2009). Stipuler un ordre de traite des vaches a pour but de procéder à la séparation des animaux, en les regroupant afin d'éviter que les animaux atteints de mammite ne contaminent les animaux sains (SOUZA, 2017).

Selon Wanderer (2015), pour éviter la contamination de la machine à traire, qui peut provoquer des maladies telles que la mammite, il faut d'abord faire entrer les premières génisses sans mammite, puis les vaches en bonne santé, puis les vaches qui ont eu une mammite et ont été guéries, puis les vaches atteintes de mammite subclinique et enfin les vaches atteintes de mammite clinique.

Il convient de rappeler que le lait destiné à la consommation humaine est interdit lorsqu'il provient d'animaux en phase colostrale, atteints de maladies infectieuses et contagieuses transmissibles par ingestion de lait, ou de vaches sous traitement médicamenteux éliminable par le lait, ainsi que d'animaux présentant un score corporel réduit (RODRIGUES et al., 2013 ; MAPA, 2017).

Le refroidissement du lait

La réfrigération du lait est d'une importance fondamentale pour maintenir la qualité du produit laitier. La conservation sous réfrigération sur la propriété, en plus d'offrir un produit avec de meilleurs aspects sensoriels, contribue à la réduction des coûts, à la diminution de la quantité de lait disqualifié par l'acidité et à une plus grande flexibilité de traitement des dérivés de meilleure qualité, en plus de permettre la collecte à des jours alternés (SANTOS, 2014).

Lors de l'évolution de la réglementation, en ce qui concerne la réfrigération du lait, les cuves d'immersion ont été fermées. Autrement dit, le refroidissement en boîtes n'est pas autorisé, mais le transport du lait en boîtes peut toujours avoir lieu, et ce lait doit être refroidi dans un réservoir à détente directe dans des environnements intermédiaires (stations de refroidissement) de l'établissement de transformation, dans les 2 heures suivant la traite (BRASIL, 2017).

Les réservoirs réfrigérés à détente directe sont la meilleure alternative pour la réfrigération du lait dans la production primaire, et peuvent être des systèmes réfrigérés au gaz ou à l'eau réfrigérée (FAO, 2016). Ils sont définis par l'IN 77 (BRASIL, 2018b) comme étant la cuve de refroidissement dimensionnée pour permettre au lait cru d'être refroidi à une température égale ou inférieure à 4,0°C dans un délai maximum de trois heures.

Le lait cru réfrigéré est produit dans les exploitations agricoles, réfrigéré et destiné aux établissements laitiers sous contrôle officiel (BRASIL,

2017). L'article 258 a été mis à jour dans le décret n° 10.468 de 2020, qui établit les nouvelles limites de température maximale pour la conservation du lait. Pour la conservation et l'expédition dans la station de réfrigération ou dans l'unité de traitement du lait et des dérivés avant la pasteurisation, la température doit être de 5°C maximum, de la même manière que pour le lait pasteurisé stocké en chambre froide (BRASIL, 2020).

Considérations finales

Le lait est un aliment extrêmement nutritif, riche en protéines et en graisses de bonne qualité, riche en vitamines. Un lait cru de bonne qualité est essentiel pour la production de lait de consommation et de produits laitiers sûrs pour le consommateur.

Pour maintenir ces propriétés positives, de nombreuses mesures de contrôle doivent être mises en œuvre afin de minimiser la possibilité de contamination du lait.

Les normes récentes sont venues répondre à la nécessité de réglementer les aspects liés à l'obtention de la matière première, en créant des normes à respecter pour obtenir un produit de qualité.

Chapitre 2. La mammite dans le cheptel laitier bovin

Gabriela Vieira do Amaral

Gabriela Vieira do Amaral

La maladie de la glande mammaire

La mammite est une inflammation de la glande mammaire, causée par divers agents infectieux qui remontent le sphincter du trayon, étant responsables le plus souvent de *Staphylococcus aureus, Streptococcus agalactiae*, Streptococcus *dysgalactiae, Streptococcus uberis* et *Escherichia coli et* dans la minorité par *Corynebacterium bovis, Pseudomonas sp*, *Mycobacterium sp.*, *Aspergillus sp.* et *Candida sp.* (SANTOS et al., 2014).

Selon Mesquita ; et al. (2018), les lésions de la glande mammaire causées par la mastite réduisent la production et la sécrétion de lait, entraînant des modifications physico-chimiques et microbiologiques du lait. Da Silva ; et al, (2017) disent que la mammite est la maladie la plus importante dans les troupeaux laitiers du monde entier en raison de la forte occurrence de cas cliniques et aussi des cas où il n'y a pas de symptomatologie, devenant ainsi imperceptible, en plus du dommage économique qu'elle favorise.

La maladie peut être divisée selon l'agent causal (mastite environnementale ou contagieuse), et selon la symptomatologie (mastite clinique et subclinique) (SANTOS ; et al., 2014).

La mammite contagieuse se propage facilement chez les vaches pendant la traite, qui peut être effectuée par les mains du trayeur ou par le manchon. En raison de ses caractéristiques, elle provoque généralement des infections subcliniques, c'est-à-dire sans signes visuels, ce qui rend la détection difficile, et peut devenir une infection chronique (MESQUITA et al., 2018). Caractérisée par une augmentation du nombre de cellules somatiques, une élévation des teneurs en chlorure et en sodium, outre la diminution des taux de caséine, de lactose et de matières grasses, la mammite contagieuse affecte la qualité et le volume du lait produit (MESQUITA et al., 2018).

Dans la contamination environnementale, les agents pathogènes qui la provoquent proviennent de l'environnement, de l'animal lui-même, de l'homme, entre autres. La contamination se produit souvent dans l'intervalle entre les traites, se présentant sous la forme clinique, ce qui est visuellement perceptible par des signes d'inflammation et des caractéristiques anormales dans le lait (SOUZA, 2017).

L'implication du troupeau

Le tableau 1 rassemble des articles universitaires récents concernant l'incidence de la mammite dans les troupeaux laitiers et les principaux agents causaux.

Tableau 1. Des articles universitaires récents concernant l'incidence de la mammite chez les bovins laitiers et les principaux agents responsables.

Auteur, année	**Fréquence des mammites**	**Principaux agents responsables**
OLIVEIRA *et autres,* (2013)	Mastite subclinique 21,8%.	*Staphylococcus aureus* (51,85 %) ; *Staphylococcus à coagulase négative* (29,63 %).
MEYER *et autres* (2013)	Mastite subclinique 37,4%.	*Staphylococcus spp.* (49,4 %) ; *Corynebacterium spp.* (13,5 %) ; *Streptococcus spp.* (9,6%).

BRITO *et* autres, (2014)	Mastite subclinique 48,38%.	*Staphylocoque* (55,78 %) ; *Streptococcus spp.* (20,66%).
SAAB *et autres* (2014)	Mastite subclinique 15,4%.	*Staphylocoque à coagulase négative* (32,9 %) ; *Streptococcus spp.* (31,6 %) ; *Corynebacterium bovis* (12,3 %) ; *Staphylocoque à coagulase positive* (12,3 %).
CUNHA *et autres,* (2015)	Mastite subclinique 55,4%.	*Corynebacterium sp.* (32,99 %) ; *Staphylococcus aureus* (28,35 %) ; *Streptococcus agalactiae* (13,66 %) ; *Staphylococcus à coagulase négative* (13,66 %).
JURCA *et autres* (2017)	Mastite subclinique 36,68%.	*Staphylocoque* (50%) ; *Streptocoque* (34,5%) ; *Enterobacter* (14,3%) ; *levets* (14,3%) ; *Escherichia coli* (9,5%) ; *Salmonelle* (8,3%) ; *Proteus* (7,1%) ; *Citrobacter* (4,8%) e *Pseudomonas* (4,8%).
BITENCOURT *et autres,* (2018)	Mastite subclinique 52,2%.	*Staphylococcus aureus* (83,4 %).
MANZI *et autres,* (2018)	Mastite subclinique 66,4%.	*Mollicutes* (13%).
SOUZA *et autres,* (2019)	Mastite subclinique 32,6% - Propriété A.	*Staphylococcus* sp. à *coagulase négative* (30%) ; *Serratia rubidaea* (20%) ; *Bacillus* sp. (12,5 %) ; *Corynebacterium* sp. (7,5 %) et pour *Serratia sp.*, *Staphylococcusaureus et Streptococcus sp.*
SOUZA *et autres,* (2019)	Mastite subclinique 21,8% - Propriété B.	*Corynebacterium* sp. et *Staphylococcus aureus* (27,5 %) ; *Bacillus* sp. *Staphylococcus sp. à* coagulase négative (13,7%) et *Enterobacter agglomerans* (5,9%).

Identification de la mammite

Dans les propriétés rurales, pour le contrôle de cette maladie dans le troupeau, il peut être fait afin d'observer les symptômes inflammatoires dans la glande comme la présence de chaleur, d'œdème, de douleur et de perte de fonction de l'organe affecté. En parallèle, on observe également une perte d'appétit, une accélération de la respiration, une baisse de la production, une déshydratation, une faiblesse, une dépression (JUNIOR et al., 2015).

Comme les signes cliniques ne sont même pas remarqués, des tests doivent être effectués régulièrement. Un test qui doit être effectué sur tous les quartiers avant chaque traite est le test du gobelet à fond noir. Ce test est l'un des plus accessibles aux producteurs pour la détection de la mammite clinique, observant les changements dans la sécrétion des premiers jets de lait comme la formation de grumeaux (JUNIOR et al., 2015).

Un autre test d'acquisition et d'exécution facile est le test de raquette, le CMT (California Mastitis Test) pour la détection des mammites subcliniques (TISHER et al., 2018). Dans le cas de la CMT, la lecture doit être effectuée de manière habituelle, le lait de chaque trayon est introduit dans le gobelet collecteur et agrégé avec le réactif, après homogénéisation la lecture est effectuée en 10 secondes (SILVA et al., 2017).

En fonction de la quantité de cellules somatiques dans le lait, un gel se forme, d'épaisseur variable. Si la quantité de cellules somatiques est faible, il n'y a pas de formation de gel, alors le résultat est négatif. Selon l'épaisseur du gel formé, c'est-à-dire la réaction, le résultat est classé comme négatif (0), positif qui varie de traces (légère formation de gel) à faiblement positif (+), réaction positive (++) et réaction fortement positive (+++) (EMBRAPA, 2015), comme on peut le voir dans le tableau 2.

Tableau 2. Interprétation du test CMT.

Résultat	Formation de gel	Gamme SCC
Négatif	N'existe pas	0 – 200.000
Trace	Très peu	200.000 – 400.000
	Petit	400.000 – 1.200.000
	Fort	1.200.000 – 5.000.000
+++	Très fort	Au-delà de 5 000 000

Source : EMBRAPA, 2015.

L'analyse du comptage des cellules somatiques (CCS) peut être effectuée sur un seul animal ou comme un test de troupeau, dans ce dernier cas, il s'agit d'un outil important pour surveiller la santé du pis du troupeau laitier (BELOTI et al., 2015). Cette analyse détermine la quantité de leucocytes d'origine sanguine qui passent dans la glande mammaire, afin d'éliminer les micro-organismes qui causent des infections ; somatisation des cellules épithéliales ou excrétion des cellules de l'épithélium sécrétoire de la glande mammaire (POSSAN & JÚNIOR, 2015).

Plus la valeur du CCS est élevée, plus la probabilité que la vache soit atteinte de mammite est grande. Des valeurs de CCS supérieures à 200 000 cellules somatiques par ml dans un quartier mammaire peuvent suggérer que la vache est atteinte de mammite subclinique (MAIOCHI, et al., 2019).

La numération standard sur plaque (SPC) est la numération de toutes les bactéries qui contaminent le lait et est exprimée en unités formatrices de colonies (CFU) par ml de lait. Cela montre que plus le CPP est élevé, plus la qualité du lait est faible, ce qui suggère en outre des possibilités de mammites dans le troupeau, indiquant des paramètres d'hygiène inadéquats, ainsi qu'un abus de température (SANTOS et al., 2014).

Actuellement, la législation en vigueur, établit comme paramètres les moyennes géométriques trimestrielles réalisées en usage individuel ou communautaire, et les limites sont un maximum de 500.000 CS/mL et 300.000 CFU/mL pour l'analyse CPP (BRASIL, 2018a). Les limites maximales établies pour le RPC sont de 900 000 UFC/ml maximum, avant traitement dans l'établissement de transformation (BRASIL, 2018a).

Lutte contre la mammite

Pour contrôler la mammite dans le troupeau, l'idéal est d'adopter des mesures hygiénico-sanitaires et préventives pour obtenir un bon résultat (SOUZA, 2017).

Silva et al. (2017) ont confirmé dans leur étude que le manque de pratiques d'hygiène par le trayeur et les ustensiles utilisés pour la traite justifie les taux pertinents de mammites subcliniques et qu'il n'y a pas d'interférence dans la prévalence de cette pathologie résultant du type de traite (manuelle et mécanique).

Nascimento et autres (2016), dans une étude d'investigation dans la ville de Santa Rita do Passa Quatro dans l'état de São Paulo, ont décrit que 88,9% des petites propriétés rurales visitées ne pratiquent pas le test de la tasse à fond noir, et que le CMT n'était pas pratiqué dans 100% des propriétés.

Pour le traitement de la mammite, selon son étiologie, on utilise des antimicrobiens, mais l'utilisation de ce médicament doit être faite avec prudence, car si le délai de grâce n'est pas respecté, son résidu peut également provoquer une contamination du lait.

Nascimento et ses collaborateurs (2016), lors d'un entretien avec des producteurs ruraux de la municipalité de Passa Quatro/SP, ont constaté que la plupart des producteurs (88,8 %) ne jettent pas le lait des animaux soumis à une antibiothérapie, et qu'ils ne connaissaient même pas l'importance de cette procédure. Dans la même étude, la plupart des agriculteurs interrogés (88,9 %) ont révélé que l'orientation concernant l'antibiothérapie était donnée par les employés des maisons d'agriculture et seulement 11,1 % ont demandé une assistance vétérinaire, bien que 77,7 % des personnes interrogées aient convenu de l'importance des services d'assistance technique (NASCIMENTO et al., 2016).

Stipuler un ordre de traite des vaches a pour but de procéder à la séparation des animaux, en les regroupant afin d'éviter que les animaux atteints de mammite ne contaminent les animaux sains (SOUZA, 2017).

Des mesures telles que le lavage des trayons et le pré et post approfondissement contribuent également de manière positive au contrôle de la mammite. Lors du pré-trempage, les trayons peuvent être immergés à l'aide de la bouteille sans retour avec de l'eau chlorée pour la désinfection des trayons (EMBRAPA, 2019).

Le trempage est la pratique consistant à désinfecter les trayons après chaque traite, par immersion dans un antiseptique, et a été décrit depuis plusieurs années comme étant responsable de la réduction significative des cas de mammites subcliniques (Rodrigues et al., 2013). Parmi les substances, utilisées pour l'hygiène des trayons après la traite, les plus couramment utilisées sont l'iode, la chlorhexidine, l'acide sulfonique, le chlore, la lauricidine, l'acide lactique, les phénols et l'acide chloreux (Medeiro et al., 2019).

Considérations finales

Plusieurs facteurs peuvent contribuer à l'apparition de la mammite, la maladie dont l'incidence est la plus élevée chez les bovins laitiers. Toutefois, cette maladie doit être contrôlée afin de réduire le risque de contamination du lait, ainsi que pour garantir une matière première de bonne qualité nutritionnelle, des caractéristiques sensorielles adéquates et pour prévenir les pertes économiques.

À cet égard, le paiement du lait en fonction de sa qualité a répondu à la nécessité de stimuler la lutte contre la mammite, puisque le lait à forte teneur en cellules somatiques n'est pas valorisé.

Chapitre 3. Le profil sanitaire des exploitations laitières du Minas Gerais

Marina Junqueira de Andrade Ferreira
Gabriela Vieira do Amaral

Introduction

Le Brésil est l'un des plus grands producteurs de lait au monde, l'élevage laitier se démarquant sur le marché agricole comme une activité qui contribue à la fixation de l'homme dans les campagnes, en générant des revenus pour les producteurs, des emplois dans la production primaire et en ajoutant plus de six milliards à la valeur de la production agricole et animale nationale (LANGONI et al., 2011).

Dans le scénario national, la demande de produits laitiers au Brésil a augmenté et la croissance de la production laitière dans le pays est attribuée principalement à l'évolution de la productivité et pas seulement à la croissance du cheptel, car comme le font remarquer Vilela et al. (2017), "donner une continuité à l'activité laitière au Brésil est un défi majeur, car il est nécessaire d'assurer la rentabilité pour concurrencer les autres activités et maintenir le producteur sur le terrain".

Il est donc nécessaire que sa manipulation soit rapide, efficace et hygiénique, garantissant un faible taux de contamination physique, chimique et microbienne. L'état du lait dépend de plusieurs facteurs, et une bonne gestion de la qualité du produit est toujours nécessaire. Ainsi, les risques pour la santé de la vache diminuent et la qualité du produit final augmente, ce qui améliore la rentabilité et la productivité de l'élevage laitier.

Selon l'instruction normative n° 77 du ministère de l'agriculture, de l'élevage et de l'approvisionnement, les bonnes pratiques agricoles sont définies comme suit

> "l'ensemble des activités, des procédures et des actions adoptées dans la propriété rurale dans le but d'obtenir un lait de qualité et sûr pour le consommateur et qui comprend l'organisation de la propriété, ses installations et ses équipements, ainsi que la formation et la qualification des personnes responsables des tâches quotidiennes effectuées" (BRASIL, 2018b).

Par conséquent, la qualité du lait est directement liée à l'hygiène du trayeur, à l'environnement dans lequel les animaux sont gardés et à la routine de traite (propreté des ustensiles de traite, qualité de l'eau, charge microbienne de la glande mammaire, durée et température de stockage du produit).

Ainsi, pour que le lait obtienne les caractéristiques souhaitées et que la propriété rurale soit reconnue positivement, il est nécessaire de mettre en œuvre une gestion efficace de la qualité, car les conditions hygiénico-sanitaires de la production laitière sont un facteur déterminant pour ses caractéristiques de qualité et de sécurité (LANGONI et al., 2011).

Le Minas Gerais est l'État qui produit le plus de lait, car il dispose de conditions climatiques, d'une excellente génétique et de pâturages très bien utilisés. Selon Perobelli, Araújo Junior et Castro (2018, p. 302), en 2015, Minas Gerais (26,1%), Paraná (13,3%), Rio Grande do Sul (13,1%),

Goiás (10,0%), Santa Catarina (8,7%) et São Paulo (5,0%) représentaient environ 75,0% de la production laitière nationale. Déjà en 2017, la production de lait dans la région du sud-est était de 11,5 milliards de litres de lait. Le Minas Gerais a produit 77,8 % de ce total, tandis que São Paulo en a produit 14,8 %, Rio de Janeiro 4,1 % et Espírito Santo 3,3 % (EMBRAPA, 2019).

En général, des conditions inadéquates d'obtention du lait sont encore observées dans plusieurs régions du Brésil, ainsi que dans la région méridionale du Minas Gerais, qui est une importante région de production laitière, l'un des principaux bassins laitiers du pays.

Objectif

Cette étude visait à diagnostiquer le niveau d'adoption des bonnes pratiques agricoles et d'élevage du bétail dans la production et la traite du lait, dans vingt propriétés rurales, situées dans la zone rurale du sud du Minas Gerais. Ainsi, il s'agit de mettre en évidence les facteurs qui interfèrent directement sur la qualité du lait en raison des nombreuses conditions de gestion de la traite.

Matériels et méthodes

Une *liste de contrôle a* été préparée, présentée dans le tableau 1, sur la base de l'instruction normative n° 76 de 2018 (BRASIL, 2018a) et de l'instruction normative n° 77 de 26 de 2018 (BRASIL, 2018b), ainsi que du Plan de qualification des fournisseurs de lait (PQFL). Cette liste de contrôle a été divisée en quatre blocs différents : 1) Localisation et adéquation, 2) Pré-traite, 3) Assainissement, 4) Traite.

Le diagnostic et l'évaluation ont été divisés en trois possibilités : conforme (C), pour les éléments conformes ; non conforme (NC), pour les éléments non conformes ; non applicable (NA), pour les éléments qui ne s'appliquent pas à la réalité de l'établissement (BRASIL, 2011).

Tableau 1. Une *liste de contrôle a été* élaborée.

LES CONDITIONS D'OBTENTION DU LAIT	**C**	**NC**	**AT**
Emplacement et adéquation des stylos à l'usage			
Conditions générales des bâtiments (surface couverte, sol, murs ou équivalent), concernant la prévention de la contamination.			
Lutte contre les parasites.			
Approvisionnement en eau de bonne qualité.			
Élimination des déchets organiques.			
Réservoir à 4°C, isolé et facile d'accès.			
Un éclairage adéquat et sûr.			
Thermomètre pour vérifier la température du lait et de l'eau de nettoyage.			
Réservez la tétine pour les animaux atteints de mammite.			
Éviter l'accès des autres animaux pendant la traite.			
Pré-traite			
Salle d'attente relativement propre.			
Conduire les animaux de manière calme.			
Alignement correct des animaux			
Hygiène personnelle, équipement, ustensiles et installations			
Installations, équipements et ustensiles conservés dans des conditions hygiénico-sanitaires favorables. Le nettoyage hygiénique est effectué fréquemment et assure le maintien de bonnes conditions.			
Produits d'assainissement étiquetés et régularisés. L'utilisation suit les instructions fournies par le fabricant (dilution, contact, mode d'utilisation et application).			
Des ustensiles et des équipements sanitaires appropriés, en bon état, propres et en nombre suffisant, entreposés dans un endroit désigné.			
Les employés sont correctement aseptisés, formés et équipés d'uniformes et d'EPI pour leurs tâches.			
Enregistrement de la fréquence des procédures de nettoyage et de désinfection des installations et des équipements, si elles sont effectuées de manière routinière.			

La zone de manipulation des aliments est correctement aseptisée aussi souvent que nécessaire et après la fin des travaux.			
Traite			
Lavage des trayons si nécessaire. Ensuite, les trayons sont bien séchés avec des serviettes en papier.			
Utilisation de la tasse à fond noir sur tous les trayons de toutes les vaches, en utilisant les trois premiers jets de lait.			
Pré-immersion et *post-immersion en* respectant le temps et les produits corrects.			
Alimentation des animaux après la traite.			
Interruption de la traite.			

Où : C : conforme NC : non conforme NA : non applicable

Des questionnaires structurés ont également été appliqués afin de comprendre les procédures adoptées lors de la traite, selon les questions suivantes :

- ✓ Avez-vous suivi une formation sur les bonnes pratiques agricoles (BPA) ?
- ✓ Si oui, à quand remonte la dernière formation ?
- ✓ Nettoyez-vous correctement vos mains et vos bras, à l'aide d'une brosse, avant le début de chaque traite ?
- ✓ Portez-vous un uniforme, des gants, un tablier et une casquette ?
- ✓ Comment évalueriez-vous, de 1 à 5, votre niveau de connaissance de tous les processus que vous effectuez pendant la traite ? Estimez-vous que ces connaissances sont importantes ?
- ✓ De 1 à 5, quelle est l'importance de l'hygiène pendant la traite pour vous ?
- ✓ La ferme a-t-elle son propre vétérinaire ? À quelle fréquence ?
- ✓ Effectuez-vous une gestion sanitaire adéquate des animaux ?
- ✓ En tant que trayeur, avez-vous une carte de santé et avez-vous déjà été testé pour la tuberculose ?
- ✓ Le système de nettoyage de la machine à traire est-il automatique, manuel ou les deux ?

- ✓ Une analyse périodique du lait en citerne est-elle effectuée ?
- ✓ Combien de traites par jour ?
- ✓ Estimez-vous qu'il est plus important de nourrir les animaux pendant ou après la traite ?
- ✓ Conservez-vous la règle, les crépines et le récipient dans une solution d'eau chlorée ? Avez-vous l'habitude de sécher la règle avec une serviette en papier à chaque fois qu'elle est utilisée ?
- ✓ Les lèvres en caoutchouc qui entrent en contact avec le lait sont-elles changées périodiquement ?
- ✓ À quelle fréquence utilisez-vous des détergents acides ?
- ✓ L'accumulation de matières fécales et la prolifération des mouches sont-elles évitées dans ces lieux ? Y a-t-il une personne responsable de l'évacuation des fèces qui n'est pas trayeuse ?
- ✓ Les granges sont-elles construites trop près de la stalle de traite ?
- ✓ Y a-t-il une prévention et un contrôle de la mammite ?
- ✓ Combien de temps s'écoule-t-il entre le moment où l'animal entre dans la salle de traite et celui où les doublures sont installées ?

La présente étude a été approuvée par le comité d'éthique et de recherche de l'université de Vassouras, et la recherche a été menée par le biais de visites dans vingt exploitations laitières rurales situées dans la zone rurale du sud du Minas Gerais (MG).

Résultats et discussion

Compte tenu des résultats obtenus lors de l'évaluation de la *liste de contrôle*, il a été constaté que la routine de traite pratiquée dans les exploitations suit de bonnes conditions de fonctionnement et que la plupart des exploitations pratiquent correctement les principaux éléments évalués, considérés comme importants pour assurer un lait de qualité.

Dans le tableau 1, nous pouvons observer les valeurs en pourcentage obtenues par les propriétés rurales après l'évaluation observationnelle. L'analyse en pourcentage montre que les conformités présentent un total de 76,51%, tandis que les non-conformités, seulement 23,49%.

Tableau 1. Valeurs individuelles en pourcentage des propriétés.

Propriétés	C%	NC % CN	Classement % Classification
1	30,4	69,6	30,4
2	65,2	34,8	65,2
3	60,9	39,1	60,9
4	91,3	8,7	91,3
5	95,65	4,35	95,65
6	65,2	34,8	65,2
7	86,95	13,05	86,95
8	91,3	8,7	91,3
9	95,65	4,35	95,65
10	78,3	21,7	78,3
11	30,4	69,6	30,4
12	73,9	26,1	73,9
13	56,5	43,5	56,5
14	95,65	4,35	95,65
15	91,3	8,7	91,3
16	86,95	13,05	86,95
17	86,95	13,05	86,95
18	82,6	17,4	82,6
19	86,95	13,05	86,95
20	78,3	21,7	78,3

Tableau 2. Classification des propriétés obtenues.

Classification	% obtenu
Bon	80
Régulier	70
Mauvais	40

Par rapport aux blocs, celui qui présentait le mieux les conformités était le bloc 2 (Pré-traite), avec 85%, suivi du bloc 4 (Traite) avec 79%, du bloc 1 (Emplacement et adéquation) avec 77,3% et du bloc 3 (Assainissement) avec 73,3%. En classant les résultats selon trois échelles, seules deux propriétés (10%) ont été classées comme déficientes ; cinq (25%) comme régulières et treize (65%) comme bonnes, c'est-à-dire dans des conditions hygiénico-sanitaires considérées comme sûres.

Selon le tableau 1, les deux meilleurs pourcentages étaient de 95,65 % et 91,3 %, représentés par les propriétés numéro 5, 9, 14 et 4, 8 et 15, respectivement. Les propriétés 1 et 11 ont obtenu le plus mauvais pourcentage enregistré, avec seulement 30,4 % des conformités.

Par rapport aux blocs, celui qui présentait le mieux les conformités était le bloc 2 (Pré-traite), avec 85%, suivi du bloc 4 (Traite) avec 79%, du bloc 1 (Emplacement et adéquation) avec 77,3% et du bloc 3 (Assainissement) avec 73,3%. En classant les résultats selon trois échelles, seules deux propriétés (10%) ont été classées comme déficientes ; cinq (25%) comme régulières et treize (65%) comme bonnes, c'est-à-dire dans des conditions hygiénico-sanitaires considérées comme sûres.

En comparant ces résultats obtenus avec les normes exigées par la législation (IN 77) (BRASIL, 2018b), on a constaté que les données présentées concernant les producteurs ruraux de Sul de Minas étaient satisfaisantes, cependant, il est encore nécessaire d'avoir un travail de sensibilisation dans cette région, en particulier dans la rubrique du bloc trois - hygiène - tant personnelle que des ustensiles et des installations. Ainsi, il est possible d'obtenir des résultats plus satisfaisants pour obtenir un lait de qualité.

Des résultats similaires sur le plus mauvais pourcentage de conformités enregistrées (30,4 %) ont été trouvés par Almeida et al. (2016) lors d'une enquête sur l'adoption de bonnes pratiques en matière de gestion de la traite et de qualité du lait dans la région nord du Minas Gerais, dans des unités d'agriculture familiale des municipalités de Bocaiúva, Francisco Sá et Montes Claros.

Almeida et al. (2016) ont vérifié les défaillances concernant l'hygiène des installations et équipements et le nettoyage de l'environnement de traite, où des conditions précaires ont été observées dans 49,15% (29) des 59 propriétés évaluées. Des obstacles à la production laitière dans les paramètres établis par la législation en vigueur et à l'adoption de bonnes pratiques en matière de gestion de la traite ont également été observés, avec une faible fréquence de nettoyage et de séchage des trayons (8 % dans 2 et 42,8 % dans 6) avec des essuie-tout (8 % dans 2 et 21,4 % dans 3), ainsi qu'en effectuant un *prétrempage (*16 % dans 2 et 28,6 % dans 4) et un *post-trempage* (16 % dans 2 et 28,6 % dans 4).

D'autres résultats trouvés dans cette étude corroborent les résultats de Alves, Silva et Igarasi (2013) concernant les besoins des propriétés évaluées pour l'amélioration hygiénique de la production laitière, présentant des points critiques pour l'obtention avec qualité et sécurité.

Dans une autre étude, Battaglini et ses collègues (2009) ont observé des insuffisances et des déficiences dans la gestion de la traite dans 35,3 % des propriétés. En ce sens, Nero, Viçosa et Pereira (2009) soulignent que de nombreux petits producteurs investissent peu dans l'activité, ont de faibles connaissances techniques, n'ont pas de contrôle de la santé animale et ont une mauvaise hygiène lors de la traite, de la conservation et du transport, ce qui peut se traduire par une matière première de mauvaise qualité.

Il est à noter que le lait est considéré comme l'un des aliments les plus complets et de plus grande valeur nutritionnelle pour l'alimentation humaine. En raison de sa richesse en nutriments, il possède un milieu de culture présentant des conditions physico-chimiques idéales pour le développement de nombreux microorganismes de diverses espèces pathogènes, et qui modifient la composition du lait (BUENO et al., 2008).

Selon Bueno et al. (2008), l'intérieur de la glande mammaire, l'extérieur de la mamelle et des trayons, et la surface des équipements et ustensiles de traite sont les principales sources de contamination. La température et l'humidité ambiantes affectent la croissance microbienne et, par conséquent, peuvent influencer la contamination du lait, ainsi que l'eau largement utilisée dans les activités de traite, qui peut être une source de bactéries contaminant le lait et entraînant une augmentation des comptes bactériens.

Machado, Silva et Cassoli (2016) ont mené une étude pour évaluer la situation de la qualité du lait frais produit dans le pays, sur la base de données obtenues dans le Réseau brésilien des laboratoires de contrôle de la qualité du lait (RBQL). Ils ont constaté qu'environ 35 % des producteurs ne respectent pas les limites de la RPC exigées par l'IN 77, ce qui est principalement lié à un manque d'hygiène, en ce qui concerne la traite, le stockage et le transport du lait.

Une bonne "routine de traite" implique une série de mesures d'hygiène et de gestion qui peuvent réduire considérablement la contamination microbienne du lait, augmenter la production, diminuer le temps de traite et réduire la transmission de micro-organismes pathogènes, contagieux et environnementaux qui peuvent provoquer des mammites. Il est essentiel de comprendre que les composantes d'une routine de traite peuvent varier et sont effectuées selon les recommandations d'un expert en fonction de la réalité de chaque exploitation (MÁRQUEZ, 2017).

La mammite est l'une des maladies les plus dommageables pour l'élevage laitier, qui peut entraîner des pertes économiques dues à la diminution de la production et de la qualité du lait car elle affecte trois paramètres d'évaluation de la qualité du lait : le CCS, le CSP (selon la nature de l'agent) et la composition du lait (COSER et al., 2012).

Il est donc essentiel de réduire l'occurrence de ces infections grâce à la sensibilisation et à la formation des opérateurs de traite aux procédures de traite appropriées, y compris les moyens corrects d'assainir et de désinfecter l'environnement, l'animal, le professionnel et tous les ustensiles utilisés pour la traite (CASSOLI, 2016).

Dans cette optique, Santos et Fonseca (2007) attirent l'attention sur l'importance de la température, qui doit être maintenue en dessous de 4°C pour minimiser la détérioration du lait par l'action des bactéries, car le stockage à haute température (25 à 30°C) facilite la prolifération des microorganismes (streptocoques et coliformes) qui entraînent un lait acide en raison de l'accumulation d'acide lactique résultant de la fermentation du lactose. Par conséquent, après la traite, le refroidissement doit être rapide afin de réduire la multiplication des microorganismes psychrotrophes.

En ce qui concerne l'emplacement, un projet approprié commence par le choix du terrain, qui doit avoir : de bonnes caractéristiques de drainage, une pente, ensoleillé, protégé contre les vents froids, des formes et des dimensions qui peuvent permettre de futures expansions et des installations adéquates et la gestion du troupeau bien organisée, la chaîne de production laitière peut être réussie, en optimisant la main-d'œuvre, avec des économies de temps et d'espace (OLIVEIRA, 2018 ; TEIXEIRA, 2018).

L'environnement de traite doit permettre une exploitation rationnelle sur le plan économique et managérial et offrir aux animaux le confort nécessaire pour exprimer leur potentiel génétique. En plus des installations et des équipements, il faut un environnement sûr, confortable et sain, avec un espace pour que la vache puisse se reposer et marcher. L'aire de repos doit être propre et sèche, avec une ventilation, de la nourriture et de l'eau en quantité suffisante et une gestion de la température, de l'humidité et de la lumière (OLIVEIRA, 2018).

En ce qui concerne la prétraite, sa gestion a lieu pendant la période entre la stimulation et la mise en place du gobelet trayeur, ce qui influence à la fois la quantité et la qualité du lait produit. Avant le début de la traite, certaines procédures sont importantes pour optimiser le temps de traite et le maintien de la santé de la mamelle des vaches : le nettoyage et la désinfection des trayons (désinfection et séchage) pour une bonne stimulation de la glande mammaire et une maximisation de la production de lait et une augmentation de l'efficacité de la traite, et le test de la tasse à fond noir pour le diagnostic des mammites cliniques (MACEDO, SANTOS, 2018).

Pour les auteurs, la désinfection correcte des trayons diminue la population bactérienne sur la peau des trayons, ce qui réduit l'incidence des infections intramammaires d'origine environnementale d'environ 50 %. En outre, le CPP est élevé lorsque la mamelle et les trayons sont traites sans être correctement désinfectés (MACEDO, SANTOS, 2018).

Il est recommandé de ne nettoyer que la zone du trayon qui entre en contact avec le manchon ou les mains du trayeur, afin que l'eau contaminée ne s'écoule pas sur les trayons et n'augmente pas le transport des bactéries sur la peau de la mamelle. On peut obtenir un faible taux de bactéries en nettoyant les trayons avec un désinfectant (pré-trempage) et en les séchant avec une serviette en papier.

En ce qui concerne l'hygiène, Mendonça, Guimarães et Brito (2012a), avertissent qu'"il est nécessaire de suivre des procédures pour assurer une hygiène maximale pendant la traite". Mendonça (2012b) met également en garde contre les soins à apporter à la vache après la traite, lorsqu'elle doit rester debout jusqu'à deux heures, ce qui permet de fermer le sphincter du trayon (extrémité du trayon), pour éviter les mammites. Il précise que la queue de la vache ne doit pas être utilisée pour sécher les trayons ou les mains du trayeur, et que les chiffons ne doivent pas être utilisés à cette fin.

Toutefois, dans des études menées dans différentes régions du pays comme Lima et al. (2016), Lins Neto et al. (2016) et Sandes et al. (2016), évaluant la qualité microbiologique d'échantillons de lait dans la nature, que des degrés élevés de contamination ont été constatés, où la plupart des micro-organismes provenaient de problèmes liés à d'éventuelles défaillances dans la gestion de la traite et de la post-traite, notamment en ce qui concerne les conditions hygiénico-sanitaires des trayeurs, de la salle ou du lieu de traite, outre le nettoyage incorrect des équipements et l'utilisation d'eau non potable pour l'obtention du lait, démontrant ainsi la difficulté rencontrée par les producteurs pour atteindre les limites idéales de production de lait de qualité.

Il faut donc prendre toutes les précautions nécessaires à ce stade pour minimiser l'apparition d'une contamination microbienne, chimique et physique. La collecte du lait doit toujours être contrôlée, en veillant à la gestion de la santé et de l'hygiène de l'animal, en s'assurant que la routine de traite ne cause pas de blessures à l'animal, en respectant les normes d'hygiène et de manipulation (EPAMIG, 2011).

Enfin, la traite comporte deux phases : la sécrétion du lait et l'éjection du lait. Après la pose du manchon, la traite commence, avec l'éjection immédiate de la fraction de lait présente dans les citernes de la glande et du trayon (lait cisternel), qui correspond à environ 20 % du volume total du lait de la mamelle. Les 80 % restants sont contenus dans les alvéoles et ne sont pas facilement disponibles avant l'activation du réflexe d'éjection du lait.

Comme l'ont commenté Lopes, Lacerda et Ronda (2013), l'utilisation pendant des décennies dans les exploitations laitières prouve que le temps consacré à la désinfection des trayons est l'un des piliers fondamentaux du contrôle et de la gestion de la mammite. Cependant, la prévalence de cette maladie est principalement liée à la gestion avant, pendant et après la traite. D'où l'importance de l'hygiène et de la désinfection de l'environnement, de l'animal, du professionnel et des ustensiles utilisés pour la traite.

Le pré-trempage est la procédure de désinfection des trayons avant la traite, par immersion complète des trayons dans une solution désinfectante, dans le but de prévenir la mammite environnementale. Le post-trempage vise à éliminer les micro-organismes présents sur la peau des trayons après la traite, en remplaçant le film de lait où ils sont logés, ce qui tue les bactéries. Toutefois, l'efficacité du pré et post-trempage peut être influencée par le type d'antiseptique, la présence de matière organique, l'absence de produit de remplacement et le type d'applicateur utilisé. Cependant, ces deux procédures, ainsi qu'un lavage et un séchage des trayons efficaces et corrects, contribuent à une réduction significative des bactéries dans le lait (BRITO ; BRITO ; MENDONÇA, 2012 ; ALVES ; SILVA ; IGARASI, 2013).

Le trayeur joue un rôle important dans la production d'un lait de qualité, car il est l'obtenteur direct du produit principal d'une exploitation laitière. Son travail en tant qu'exécutant d'activités peut affecter la qualité du lait à la fois positivement et négativement. Il appartient donc à ce professionnel d'avoir les compétences nécessaires pour pratiquer la traite, en plus de posséder des caractéristiques et une conduite personnelles, des attitudes et des valeurs morales pour se sentir épanoui (MENDONÇA ; GUIMARÃES ; BRITO, 2012a).

Ainsi, la qualité du lait est directement liée à la santé, à l'alimentation et à la gestion des animaux, avec la qualification de la main-d'œuvre, l'hygiène des équipements et des ustensiles utilisés pendant la traite, ainsi que le transport adéquat vers l'industrie (SÁ et al., 2011). Par lait de bonne qualité, on entend un lait de bonne apparence, exempt de résidus d'antibiotiques, d'adultération et de micro-organismes, et répondant à certaines normes de numération des cellules somatiques (SCC) et de numération standard des plaques (SPC) (RUEGG ; RASMUSSEN ; REINEMANN, 2011).

Il est donc perçu que la routine de traite doit être ajustée principalement dans le sens de la prévention des maladies parasitaires et des mammites, qui peuvent se propager dans tout le troupeau en raison d'une gestion incorrecte. La lutte contre les mouches dans les salles d'attente et de traite, l'aiguille jetable dans les différentes applications, les trois premiers jets de lait dans une tasse à fond noir ou grillagée lors de la traite de la vache, entre autres soins, sont des pratiques hygiénico-sanitaires qui stimulent la descente du lait, peuvent diagnostiquer précocement les mammites, en plus d'éliminer les jets présentant un taux de contamination plus élevé (BATTAGLINI et al., 2009 ; TEIXEIRA et al., 2018).

Dans l'univers des trayeurs qui ont répondu aux questionnaires, il a été possible de percevoir une "acceptation" des conditions hygiénico-sanitaires de la traite et de l'obtention d'un lait de qualité. Les pratiques d'hygiène des mains, l'hygiène des installations et des équipements, et les pratiques avant et après le trempage, par exemple, sont des attitudes reconnues comme des pratiques saines pour la production hygiénique de lait. Pour Bach et al. (2019), l'agriculteur/gestionnaire doit utiliser des désinfectants au moment de la traite, en particulier en ce qui concerne la désinfection des trayons pour prévenir la mammite, il est donc important d'effectuer un pré-trempage qui entraîne une augmentation de la productivité, une diminution du nombre d'animaux malades, une diminution des dépenses en médicaments et en main d'œuvre. D'autre part, comme le soulignent Battaglini et al. (2009) et Almeida et al. (2016), certaines mesures à adopter pour obtenir un lait à faible teneur en CSC et à un CCP acceptable sont encore méconnues.

Pour certains auteurs, tels que Junqueira et al. (2014) et Neta et al. (2016), l'un des défis de la production laitière est de chercher à concilier l'augmentation de la production et du profit avec de bonnes pratiques de traite hygiéniques et sanitaires, et des procédures de traite et de stockage du lait adéquates d'un point de vue hygiénique sont nécessaires pour obtenir un lait de qualité.

Toutefois, d'après les résultats des visites effectuées dans vingt exploitations laitières et de production de lait dans le sud du Minas Gerais et diverses études dans la littérature, certaines propriétés rurales ne se sont pas adaptées aux normes requises par la législation, relatives aux conditions de gestion et d'hygiène dans le processus d'obtention du lait et à la formation des agriculteurs pour améliorer l'adoption de ces pratiques au cours des étapes de production et de traite.

Enfin, les auteurs recherchés dans cet article, tels que Rangel et al. (2014) corroborent avec l'auteur de cet article et avec Milani (2011) en comprenant que la qualité finale du lait produit dans une propriété (la qualité comprend l'ensemble du processus de production), résulte de l'interaction de multiples facteurs liés comme la génétique, la nutrition, la santé mentale, le marché, l'environnement et les conditions hygiénico-sanitaires, en particulier l'hygiène de la traite.

Considérations finales

Compte tenu des pourcentages atteints dans le diagnostic, tant en ce qui concerne la gestion des animaux que les installations, nous pouvons conclure que les conditions sont satisfaisantes dans la grande majorité des exploitations laitières visitées.

Cependant, en raison de certaines insuffisances, des améliorations sont encore nécessaires afin de prévenir les maladies dans le troupeau, de maintenir la santé des animaux pour augmenter la qualité sanitaire de leur production.

Il est conclu que l'adoption de procédures correctes de gestion de la qualité dans les exploitations laitières garantit un lait sûr et compétitif, en réduisant les pertes, en générant des économies dans le système de production, en augmentant la productivité et en améliorant la qualité du lait.

Les conduites hygiéniques présentent de nombreux avantages pour l'obtention du lait, ainsi que le maintien d'installations adéquates dans la propriété. Pour cela, le vétérinaire agit comme une pièce fondamentale dirigeant techniquement la prise de décision, ce qui permet de produire un lait plus rentable pour le producteur et plus sain pour le consommateur.

Références bibliographiques

1. ALMEIDA, Anna Christina de.et al. Perfil sanitário de unidades agrícolas familiares produtores de leite cru e adequação à legislação vigente. Cienc. anim. bras., Goiânia, v.17, n.3, p. 303-315 juil./set. 2016. Disponível em : http://www.scielo.br/pdf/cab/v17n3/1809-6891-cab-17-03-0303.pdf.
2. ALVES, Bruna G. ; SILVA, Thiago Henrique da ; IGARASI, Maurício S. Manejo de Ordenha. PUBVET : Publications en médecine vétérinaire et en sciences animales, Londrina, v. 7, n. 6, éd. 229, art. 1514, mars 2013. Disponible à l'adresse suivante : http://www.pubvet.com.br/uploads/5e709565c001e7c4b2fabc304474bbef.pdf.
3. BACH, Angela T. et al. Efficacy of the use of disinfectants in milking management of dairy cows in the control of mastitis and its infectious agents - Bibliographic Review. Revista Científica Rural, Bagé (RS), v. 21, n. 1, p. 188-204, 2019. Disponible à l'adresse suivante : http://revista.urcamp.tche.br/index.php/RCR/article/view/326/pdf.
4. BATTAGLINI, Ana Paula P. et al. Melhoria da qualidade do leite a partir da implantação de boas práticas de higiene na ordenha em 19 municípios da região central do Paraná. Universidade Estadual de Londrina. La semence : Sciences agraires, Londrina (PA), v. 30, n. 1, p. 181-188, jan./mar. 2009. Disponible à l'adresse suivante : https://www.redalyc.org/articulo.oa?id=445744091015.
5. BITENCOURT, L. L., LEITE, M. C. T., CAZAROTI, E. P. F., BOTELHO, F. N., GIUBERTI, K. C., & DA SILVA, V. B. P. Identifcação e sensibilidade antimicrobiana de Staphylococcus aureus isolados do leite de vacas com mastite. Revista Ifes Ciência-ISSN 2359-4799, 2018, v. 4, n. 1, disponible à l'adresse suivante : https://ojs2.ifes.edu.br/index.php/ric/article/view/965/653.

6. BRASIL, Agence nationale de surveillance sanitaire. Ministério da Saúde. Segurança do paciente - higienização das mãos de 27 de Maio de 2014. Disponible à l'adresse suivante : http://www.anvisa.gov.br/servicosaude/manuais/paciente_hig_maos.pdf.

7. BRÉSIL. Ministère de l'agriculture, de l'élevage et de l'approvisionnement. Instruction normative n° 76, du 26 novembre 2018. Règlement technique qui fixe les caractéristiques d'identité et de qualité que doit présenter le lait cru réfrigéré, le lait pasteurisé et le lait pasteurisé de type A. Journal officiel de l'Union, Brasilia, 2018.

8. BRÉSIL. Ministère de l'agriculture, de l'élevage et de l'approvisionnement. Instruction normative n° 77, du 26 novembre 2018. Règlements techniques qui fixent les critères et les procédures de production, d'emballage, de conservation, de transport, de sélection et de réception du lait cru dans les établissements enregistrés auprès du service d'inspection officiel. *Journal officiel de l'Union*, Brasilia. 2018.

9. BRASIL - Regulamento da Inspeção Industrial e Sanitária de Produtos de Origem Animal-RIISPOA. Aprovado pelo Decreto no 30.691, de 29/03/52, alterado pelo Decreto n° 1255 de 25/06/62. *Diário Oficial [da] República Federativa do Brasil*, Brasília, DF, 1997.

10. BRÉSIL. Ministère de l'agriculture, de l'élevage et de l'approvisionnement. Décret n° 9.013, du 29 mars 2017. Regulamenta a Lei N° 1.283, de 18 de dezembro de 1950, e a Lei N° 7.889, de 23 de novembro de 1989, que dispõem sobre a inspeção industrial e sanitária de produtos de origem animal. *Journal officiel de l'Union*. Brasília. DF. 2017.

11. BRÉSIL. Ministère de l'agriculture, de l'élevage et de l'approvisionnement. Décret n° 10.468, du 18 août 2020. Modifie le

décret n° 9.013 du 29 mars 2017, qui régit la loi n° 1.283 du 18 décembre 1950, et la loi n° 7.889 du 23 novembre 1989, qui prévoit la réglementation de l'inspection industrielle et sanitaire des produits d'origine animale. Union quotidienne officielle. Brasília. DF. 2020.

12. BRITO, Maria Aparecida V. P. e. ; BRITO, José Renaldi F. ; MENDONÇA, Letícia C. La mammite et la qualité du lait. Dans : CAMPOS, Oriel F. de ; MIRANDA, João Eustáquio C. de (Orgs.). Gado de leite : o produtor pergunta, a Embrapa responde. 3 éd. Brasília (DF) : Embrapa, Cap. 7. p. 234-259, 2012. Disponible à l'adresse suivante : https://ainfo.cnptia.embrapa.br/digital/bitstream/item/101772/1/500perguntasgadoleite.pdf.

13. BRITO, D. A. P., DA SILVA OLIVEIRA, I. D. S., BRITO, D. R. B., & COSTA, F. N. Prevalence and etiology of mastitis in dairy cattle from São Luís Island, Maranhão State, Brazil. *Journal brésilien de médecine vétérinaire*, 2014, v. 36, n. 4, p. 389-395. Disponible à l'adresse suivante : http://rbmv.org/index.php/BJVM/article/view/560/430.

14. BUENO, Válter F. F. et al. Contagem bacteriana total do leite : relação com a composição centesimal e período do ano no Estado de Goiás. Revista Brasileira de Ciência Veterinária, v. 15, n. 1, p. 40-44, janv./apr. 2008. Disponible à l'adresse suivante : file:///D:/User/Downloads/7055-31046-1-PB%20(1).pdf.

15. CASSOLI, Laerte D. et al. Somatic Cell Count (SCC). Carte du comptage des cellules somatiques (CCS) de la qualité du lait. Piracicaba Clínica do Leite - ESALQ/USP, n. 34, 2016.

16. COSER, Sorhaia M. ; LOPES, Marcos Aurélio ; COSTA, Geraldo Márcio da Mastite bovina : controle e prevenção. Lavras (MG), UFLA, Boletim Técnico, n. 93, p. 1-30. 2012. Disponible à l'adresse suivante : https://docplayer.com.br/40937489-Boletim-tecnico-

universidade-federal-de-lavras-departamento-de-medicina-veterinaria-mastite-bovina-controle-e-prevencao.html.

17. CUNHA, A. F., BRAGANÇA, L. L. J., QUINTÃO, L. C., SILVA, S. Q., DE SOUZA, F. N., & CERQUEIRA, M. M. O. P. Prévalence, étiologie et facteurs de risque de la mammite dans les troupeaux laitiers à Viçosa-MG. *Acta Veterinaria Brasilica*, 2015, v. 9, n. 2, p. 160-166. Disponible à l'adresse suivante

https://periodicos.ufersa.edu.br/index.php/acta/article/view/5262/5769.

18. EMBRAPA BÉTAIL LAITIER. Anuário Leite 2019. Texto Comunicação Corporativa : Embrapa Gado de Leite. Disponible à l'adresse suivante : file:///D:/User/Downloads/Anuario-LEITE-2019.pdf.

19. EPAMIG. Empresa de Pesquisa eAgropecuária de Minas Gerais. Cartilha do Produtor de Leite. Boas Práticas de Ordenha. Tecnologia do Leite, UFLA, 2011. Disponible à l'adresse suivante : https://www.passeidireto.com/arquivo/23759395/apostila-epamig-boas-praticas-na-ordenha.

20. JÚNIOR, F. A. T., DA COSTA FERRO, R. A., DE LIMA JÚNIOR, A. F., DA COSTA FERRO, D. A., SERENO, J. R. B., & DA SILVA, B. A. P. Mastite clinique et subclinique dans les troupeaux laitiers de la race néerlandaise dans la région de Palmeiras de Goiás. *Revista de Ciências Agrárias*, v. 8, n. 5, 2015. Disponible à l'adresse suivante

http://revista.fmb.edu.br/index.php/revistaciencias/article/view/159/152.

21. JUNQUEIRA, Nathália B. et al. Estudo de caso : Diagnóstico de situação em pequenas propriedades rurais do Município de Extrema, Estado de Minas Gerais e proposta de programa de melhoria na qualidade do leite. IIe Symposium sur la qualité du lait, 5, 6 et 7 septembre 2014. UNESP Jaboticabal. Revista Brasileira

de Higiene e Sanidade Animal - RBHSA, v. 8. (n.5 Supl1) : p. 28-33, sept. 2014. Disponible à l'adresse suivante

file:///D:/User/Downloads/181-3544-1-PB.pdf..

22. JURCA, J. F. M., QUEIROZ, D. J., FONSECA, M. G.,SILVA, T. C. B. V., SANTOS, F. J. M., SOUZA, T. C. N., DIAS, D. P. M., CORREA, M. G. P., TORO, F. P.,& CORREA, I. Incidence de la mammite subclinique dans le troupeau laitier à l'intérieur de l'État de São Paulo. *Academic Journal Animal Science*, 2017, v. 15, Supl 2, p. 159-160. Disponible à l'adresse suivante

https://periodicos.pucpr.br/index.php/cienciaanimal/article/viewFile/17085/16353.

23. LANGONI, Hélio et al. Aspects microbiologiques et qualitatifs du lait bovin. Pesq. vet. Bras, v. 3, n.12, Rio de Janeiro, déc. 2011. Disponible à l'adresse suivante http://www.scielo.br/scielo.php?script=sci_arttext&pid=S0100736X2011001200004.

24. LIMA, Layana Natália C. de et al. Évaluation microbiologique du lait frais et pasteurisé commercialisé dans la ville de Benevides (PA). Scientia Plena, v. 12, n. 6, 2016. Disponible à l'adresse suivante : https://www.scientiaplena.org.br/sp/article/view/3054/1447.

25. LINS NETO, Otto T. de A. et al. Qualité du lait frais produit et commercialisé dans la ville de Timon, dans l'État du Maranhão. Nucleus, v.13, n. 2, p. 183-190 oct. 2016. Disponible à l'adresse suivante : https://pdfs.semanticscholar.org/3a1e/e07fa359391ae3410485bfe231ca49ad0633.pdf.

26. LOPES, Luis O. ; LACERDA, Moacir S. de ; RONDA, Juliano B. Uso de antibioticos na cura e controle de mastite clínica e subclínica causada por principais microrganismos contagios em bovinos leiteiros : Revisão de Literatura. Revista Científica Eletrônica de Medicina Veterinária, ano XI, n. 21, jul. 2013. Disponible à l'adresse suivante :

http://faef.revista.inf.br/imagens_arquivos/arquivos_destaque/RyKnT9CEMC8Q2de_2013-8-13-18-19-12.pdf.

27. MACEDO. Susana N. de ; SANTOS, Marcos V. dos. Gestion de la prétraite et production laitière. 21 août 2018. Disponible à l'adresse suivante : https://www.milkpoint.com.br/colunas/marco-veiga-dos-santos/manejo-preordenha-e-producao-de-leite-204557n.aspx.

28. MACHADO, Paulo Fernando ; SILVA, Janielen ; CASSOLI, Laerte D. Total Bacterial Count (CBT) - 2016. Map of Milk Quality, v. 2, Piracicaba, Clínica do Leite - ESALQ/USP, p. 42, 2016.

29. MÁRQUEZ, Mauricio B. Qualité du lait : routine de traite. Une production laitière efficace. DeLaval. Argentine. 28 avril 2017. Disponible à l'adresse suivante https://www.milkpoint.com.br/canais-empresariais/delaval/qualidade-do-leite-rotina-de-ordenha-105093n.aspx.

30. MENDONÇA, Letícia C. ; GUIMARÃES, Alessandro de S. ; BRITO, Maria Aparecida V. P. Les bonnes habitudes du trayeur compétent. Juiz de Fora : Embrapa Gado de Leite, p. 1-2, jul. 2012a. (Embrapa Gado de Leite. Comunicado Técnico, 70). Disponible à l'adresse suivante : https://ainfo.cnptia.embrapa.br/digital/bitstream/item/89983/1/COT-70-Os-Bons-Habitos-do-Ordenhador-Competente-Leticia-Mendonca-n-70.pdf.

31. MENDONÇA, Letícia C. ; GUIMARÃES, Alessandro de S. ; BRITO, Maria Aparecida V. P. Manuel Manejo de ordenha. Juiz de Fora (MG) : Embrapa Gado de Leite, p. 1-2, jul. 2012b. (Embrapa Gado de Leite. Communication technique, 71). Disponible à l'adresse suivante : https://ainfo.cnptia.embrapa.br/digital/bitstream/item/89984/1/COT-71-Manejo-de-Ordenha-Manual.pdf.

32. MESQUITA, A. A., BORGES, J., PINTO, S. M., DE FARIA LUGLI, F., DE OLIVEIRA CASTRO, A. C., & DA COSTA, G. M. Total bacterial count and somatic cell count as indicators of milk

production losses. *PUBVET*, v. 12, n. 6, p. 131, 2018. Disponible à l'adresse suivante

http://www.pubvet.com.br/artigo/4762/contagem-bacteriana-total-e-contagem-de-ceacutelulas-somaacuteticas-como-indicadores-de-perdas-de-produccedilatildeo-de-leite.

33. MEYER, N., PICOLI, T., PETER, C. M., CZERMAINSKI, L. A., MARQUES, L. T., & ZANI, J. L. Micro-organismes isolés de quartiers de poitrine avec mastite subclinique dans des unités de production laitière dans les Pelotas/RS. Dans *CONGRESSO DE INICIAÇÃO CIENTÍFICA DA UNIVERSIDADE FEDERAL DE PELOTAS,* 2013, v. 22. Disponible à l'adresse suivante

http://cti.ufpel.edu.br/siepe/arquivos/2013/CA_00674.pdf.

34. MILANI, Marceli P. Qualidade do leite em diferentes sistemas de produção, anos e estações climáticas no Noroeste do Rio Grande do Sul. 2011. Mémoire (Master en sciences et technologies alimentaires). Universidade Federal de Santa Maria - UFSM, Santa Maria (RS), 2011. Disponible à l'adresse suivante https://repositorio.ufsm.br/bitstream/handle/1/5711/MILANI%2C%20MARCELI%20PAZINI.pdf?sequence=1&isAllowed=y.

35. NASCIMENTO, M. R., DE BARROS, J. C., ALEXANDRE, N. A., BERTIPAGLIA, L. M. A., MELO, G. M. P., DIAS, F. G. G., OZELIN, S. D., & PEREIRA, L. F. Caracterização físico-química do leite em propriedades do Município de Santa Rita do Passa Quatro-SP. *RECHERCHE*, v. 15, n. 1, 2016. Disponible à l'adresse suivante : http://publicacoes.unifran.br/index.php/investigacao/article/view/1184/842.

36. NERO, Luis Augusto ; VIÇOSA, Gabriela N. ; PEREIRA, Flávio Evans V. Qualité microbiologique du lait déterminée par les caractéristiques de production. Ciênc. Tecnol. Aliment, Campinas, v. 29, n. 2, p. 386-390, avr./juin. 2009. Disponible à l'adresse suivante

http://www.scielo.br/pdf/cta/v29n2/24.pdf.

37. NETA, Francisca C. N. et al. évaluation de la qualité du lait cru stocké dans des cuves de refroidissement dans la municipalité d'Alegre, État d'Espírito Santo. Revista Brasileira de Agropecuária Sustentável (RBAS), v. 6, n. 3, p. 21-27, sep. 2016. Disponible à l'adresse suivante : https://periodicos.ufv.br/rbas/article/view/2908/pdf_1.

38. OLIVEIRA, J. L. P., KOZERSKI, N. D., DA SILVA, D. R., DA SILVA, A. V., & DE ALMEIDA MARTINS, L. Risk factors for mastitis and milk quality in the municipality of Altônia-PR. *Arquivos de Ciências Veterinárias e Zoologia da UNIPAR*, 2013, v. 16, n.1. Disponible à l'adresse

https://www.revistas.unipar.br/index.php/veterinaria/article/view/4485/2710.

39. OLIVEIRA, Marcelli Antenor de. Projets bétail laitier - Mise en valeur des installations. 2018. Disponible à l'adresse suivante https://www.embrapa.br/documents/1354377/1875819/Projeto-gado-leite instalcoes-Marcelli-Oliveira.pdf/cbe10483-d17c-42f8 837b200aaaf6da40?version=1.0.

40. PEROBELLI, Fernando S. ; ARAÚJO JUNIOR, Inácio F. de ; CASTRO, Lucas S. de. As dimensões espaciais da cadeia produtiva do leite em Minas Gerais. Nouvelle économie, v. 28, n. 1, p. 297-337, 2018. Disponible à l'adresse suivante http://www.scielo.br/pdf/neco/v28n1/0103-6351-neco-28-01-297.pdf.

41. RANGEL, Adriano Henrique do N. et al. Processus d'assainissement des équipements de traite dans les exploitations laitières. Acta VeterinariaBrasilica, v. 8, n. 2, p.107-112, 2014. Disponible à l'adresse suivante : http://docplayer.com.br/63955876-Processo-de-higienizacao-nosequipamentos-de-ordenha-em-propriedades-leiteiras.htm.

42. RODRIGUES, E., CASTAGNA, A. A., DIAS, M. T., & ARONOVICH, M, Qualidade do leite e derivados : processos, processamento tecnológico e índices. *Governo do estado do Rio de Janeiro, Niterói, Programa Rio Rural,* Manuel technique v. 37, 1-90, 2013. Disponible à l'adresse suivante

http://www.microbacias.rj.gov.br/conteudo/compartilhados/pesquisa_participativa_apoio_tecnico/37%20-%20Qualidade%20do%20leite%20e%20derivados.pdf.

43. RUEGG, Pamela ; RASMUSSEN, Dam ; REINEMANN, Doug. 7 habitudes pour une routine de traite réussie. Trad. Matías Fernandez. Disponible à l'adresse suivante : https://milkquality.wisc.edu/wp-content/uploads/sites/212/2011/09/7-habits_spanish.pdf.

44. ROSA, Marcelo Simão ; COSTA, M. J. R. P. ; SANT'ANNA, A. C. ; MADUREIA, A. P. Boas Praticas de Manejo - Ordenha. Jaboticabal - SP : *FUNEP*, 2009. 46 p. Disponible à l'adresse suivante

https://www.bibliotecaagptea.org.br/zootecnia/bovinocultura/livros/BOAS%20PRATICAS%20DE%20MANEJO%20ORDENHA.pdf.

45. SÁ, Odila R. de. et al. Avaliação da qualidade higiênico-sanitária do leite cru refrigerado produzido em propriedades leiteiras do município de Passos e região. Ciência etPraxis.v. 4, n. 8, p. 23-30, 2011. Disponible à l'adresse suivante http://revista.uemg.br/index.php/praxys/article/viewFile/2211/1195.

46. SAAB, A. B., ZAMPROGNA, T. O., LUCAS, T. M., MARTINI, K. C., MELLO, P. L., DA SILVA, A. V., & MARTINS, L. A. Prevalence and etiology of bovine mastitis in the region of Nova Tebas, Paraná. *La semence : Agricultural Sciences*, 2014, v. 35, n. 2, p. 835-843. Disponible à l'adresse suivante

https://www.redalyc.org/pdf/4457/445744140020.pdf.

47. SANDES, Aline B. et al. Contagem de microrganismos indicadores em leite cru obtidos por ordenha não mecanizada e mecanizada de propriedades do recôncavo baiano. Revista Brasileira de Higiene e Sanidade Animal,RBHSA, v.10, n. 2, p. 271-289, abr./jun. 2016. Disponible à l'adresse suivante http://www.higieneanimal.ufc.br/seer/index.php/higieneanimal/article/view/322/1572.

48. SANTOS, Marcos V. dos ; FONSECA, Luis Fernando L. da.Estratégias para controle de mastite e melhoria da qualidade do leite. Barueri (SP) Manole, 2007.

49. SANTOS, R. A., LACERDA, C. L., MACHADO, S. M., & SILVEIRA, R. R. Hygiène de la traite et qualité du lait. Programa de Pós-Graduação em Zootecnia, UFVJM, *Boletim Técnico,* v. 2, n. 6, 2014. Disponible à l'adresse suivante

http://acervo.ufvjm.edu.br/jspui/bitstream/1/1512/1/boletim_tecnico_0206_2014_higiene.pdf.

50. SILVA, J. M. S., SANTOS, E. P., & SANTOS, A. F. C. Diagnóstico Higiênico-Sanitário de Propriedades Leiteiras Avaliadas no Município de Bananeiras-PB. *Revista Brasileira de Produtos Agroindustriais*, 2014, v. 16, n. 4, p. 377-385. Disponible à l'adresse suivante : http://www.deag.ufcg.edu.br/rbpa/rev164/Art1645.pdf.

51. SILVA, Tatiany tamiris. Mastitis bovina e sua relação com a produçãp e composição do leite. Conseiller : Prof. Master Gustavo Feliciano Resende. 2014. 38 p. Document de conclusion du cours (Licence en sciences animales) - *UNIVERSIDADE FEDERAL DE GOIÁS*, Goiânia, 2014. Disponible à l'adresse suivante

https://files.cercomp.ufg.br/weby/up/66/o/15_MASTITE_BOVINA_E_SUA_RELA%C3%87%C3%83O_COM_A_PRODU%C3%87%C3%83O_E_COMPOSI%C3%87%C3%83O_DO_LEITE.pdf.

52. SILVA, C. G., ALESSIO, D. R. M., KNOB, D. A., D "OVIDIO, L., & THALER NETO, A. Influence de la désinfection de l'eau et des

pratiques de traite sur la qualité du lait. *Archives brésiliennes de médecine vétérinaire et de science animale*, v. 70, n. 2, p. 615-622, 2018. Disponível em : http://www.scielo.br/pdf/abmvz/v70n2/1678-4162-abmvz-70-02-00615.pdf..

53. SOUZA, Luana Matos. Les bonnes pratiques agricoles axées sur la gestion de la traite et son impact sur la qualité du lait : une revue de la littérature. Conseillère : Dr Tatiana Pacheco Rodrigues. 2017. 62 p. Document de conclusion du cours (Licence en médecine vétérinaire) - *UNIVERSIDADE FEDERAL DO RECÔNCAVO DA BAHIA,* CRUZ DAS ALMAS, 2017. Disponible à l'adresse suivante

54. http://200.128.85.17/bitstream/123456789/1111/1/TCC%20luana %20CD%20-%20C%C3%B3pia.pdf.

55. SOUZA, M. H. L., AMARAL, T. M., CIOFFI, L. F. C., GRANDE, P. A., MOLINARI, B. L. D., & ROMANI, I. Diagnostic et caractérisation bactérienne de la mammite subclinique dans deux fermes laitières de la région du centre-nord du Paraná. *REVISTA UNINGÁ REVIEW*, 2019, v. 34, n. 1, p. 11. ISSN 2178-2571. Disponible à l'adresse suivante

http://revista.uninga.br/index.php/uningareviews/article/view/3054.

56. TEIXEIRA, Sérgio R. et al. Manual de manutenção da qualidade do leite cru refrigerado armazenado em tanques coletivos para produtores, técnicos, transportadores e coletadores de amostras de leite. Juiz de Fora (MG) : Embrapa Gado de Leite, fév. 2018. Disponible à l'adresse suivante https://www.infoteca.cnptia.embrapa.br/infoteca/bitstream/doc/1087771/1/Documentos213.pdf

57. VILELA, Duarte et al. L'évolution du lait au Brésil en cinq décennies. Revista de Política Agrícola, v. 26, n. 1, p. 5-24, 2017. Disponible à l'adresse suivante https://seer.sede.embrapa.br/index.php/RPA/article/view/1243/1037.

58. TISCHER, N. F., HASSE, V. G., COPETTI, K. L., ULSENHEIMER, B. C., & VIERO, L. M. Bonnes pratiques d'hygiène pendant la traite. *Brazilian Journal of Animal and Environmental Research*, v. 1, n. 1, p. 179-187, 2018. Disponible à l'adresse suivante http://brazilianjournals.com/index.php/BJAER/article/view/739/632 .

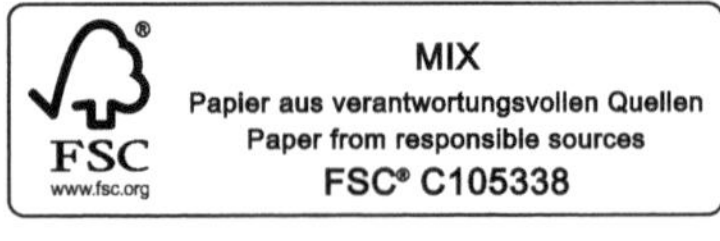

Printed by Books on Demand GmbH, Norderstedt / Germany